AF401940

LABORATOIRE DE MÉDECINE EXPÉRIMENTALE ET COMPARÉE DE LA FACULTÉ DE LYON

CONTRIBUTION A L'ÉTUDE

DES

CONTAMINATIONS VACCINALES

PAR

Le DR Étienne JOSSERAND

ANCIEN INTERNE DES HÔPITAUX DE LYON

LYON

IMPRIMERIE PITRAT AINÉ

4, RUE GENTIL, 4

1884

LABORATOIRE DE MÉDECINE EXPÉRIMENTALE ET COMPARÉE DE LA FACULTÉ DE LYON

CONTRIBUTION A L'ÉTUDE

DES

CONTAMINATIONS VACCINALES

LABORATOIRE DE MÉDECINE EXPÉRIMENTALE ET COMPARÉE DE LA FACULTÉ DE LYON

CONTRIBUTION A L'ÉTUDE

DES

CONTAMINATIONS VACCINALES

PAR

LE DR ÉTIENNE JOSSERAND

ANCIEN INTERNE DES HÔPITAUX DE LYON

LYON

IMPRIMERIE PITRAT AINÉ

4, RUE GENTIL, 4

1884

INTRODUCTION

Des attaques passionnées qui ont assailli l'œuvre de
Jenner à ses débuts, il ne reste aujourd'hui de sérieuses
que celles qui ont trait aux risques de contaminations ac-
cidentelles, et c'est ce terrain que ses adversaires ont
choisi pour lui livrer le dernier combat. Il est juste d'a-
jouter que le retranchement, quelque circonscrit qu'il soit,
ne manque pas de ressources. Aujourd'hui en effet que,
grâce au merveilleux essor de la médecine expérimentale,
le cadre des maladies infectieuses s'élargit de plus en plus,
les reproches de ce genre menacent de se multiplier, et
chaque affection, le lendemain de la démonstration de
sa virulence, semble devoir fournir les éléments d'un nouveau procès vaccinal.

Les dangers vaccino-syphilitiques à peine conjurés par

la pratique méthodique de la vaccination animale, voilà qu'une nouvelle maladie infectieuse apparaît, celle-là plus fréquente et plus meurtrière encore, et, circonstance autrement aggravante, frappant aussi bien que nous les animaux qui nous servent de vaccinifères : nous avons nommé la tuberculose.

Qu'y a-t-il de juste à ce sujet dans les théories qu'on a édifiées et dans les appréhensions qu'on manifeste ? Quelles sont, parmi les maladies infectieuses incriminées, celles pour lesquelles le passage de l'élément virulent dans la sérosité vaccinale est démontré par l'expérience et comment le passage a-t il lieu ? Quelles sont celles où ce phénomène ne se produit pas ? Enfin, plusieurs affections examinées à ce point de vue, est-il possible de tirer de cette étude comparative des considérations générales qui permettent d'établir une fois pour toutes un critérium, une loi commune, avec laquelle on puisse juger toutes les maladies accusées de méfaits vaccinaux ?

Dire que tel est le but de ce travail serait de notre part éminemment prétentieux : mais c'est là le canevas, et nous serions trop heureux si, pour l'exécution définitive, de plus habiles que nous pouvaient tirer parti des quelques linéaments que nous y avons esquissés.

Notre travail comprendra quatre parties :

Dans la première nous étudierons, au point de vue de l'infection vaccinale, la morve aiguë et chronique, et, par analogie, la syphilis.

Dans la seconde nous traiterons de l'infection vaccino-tuberculeuse.

Dans la troisième, nous nous occuperons de l'érysipèle vaccinal.

Enfin, dans un dernier chapitre, nous rapprocherons nos faits, et nous nous efforcerons d'en tirer des conclusions générales.

C'est M. le professeur Chauveau qui nous a inspiré l'idée de ce travail, c'est lui qui, avec une bienveillance constante a soutenu pas à pas notre inexpérience en nous prodiguant son temps et ses conseils. Depuis longtemps notre reconnaissance lui est acquise : qu'il veuille bien ici en agréer le respectueux hommage.

Nous ne saurions oublier non plus l'accueil que nous avons reçu de ses collaborateurs, au laboratoire de l'Ecole vétérinaire : la bienveillance de M. le professeur Arloing restera dans nos souvenirs, ainsi que l'affabilité de M. Kauffmann, chef des travaux de physiologie.

Une de nos plus grandes obligations est celle que nous avons envers M. Toussaint.

Grâce à l'intermédiaire de notre collègue d'internat et excellent ami le docteur Berthet, qui a bien voulu employer à notre profit les relations qu'il a l'honneur d'avoir avec le savant professeur de Toulouse, nous avons obtenu communication, à propos de l'infection vaccino-tuberculeuse, de documents inédits d'une grande importance : que M. Toussaint veuille bien agréer l'expression de notre profonde gratitude.

Dans la partie de notre travail qui traite de l'érysipèle vaccinal, on trouvera deux observations que M. le professeur Perroud, médecin à la Charité, a bien voulu, avec sa libéralité habituelle, tirer pour nous de ses riches recueils d'observations cliniques : nous sommes heureux de lui exprimer ici combien nous sommes sensible à ce précieux témoignage d'intérêt.

Nous nous rappelons également avec plaisir l'obligeance de M. le docteur Rodet, chef des travaux du laboratoire de médecine expérimentale, qui nous a apporté le concours de son expérience technique pour la recherche du bacille de Koch dans la sérosité vaccinale des tuberculeux.

Enfin nous remercions de grand cœur nos amis et nos camarades d'internat pour les nombreux services qu'ils nous ont rendus. MM. Leclerc, Eparvier, Albertin, Mouisset, Françou, Phélip, Porteret, Devic, Cénas, Blanc, Laurent, par l'empressement qu'ils ont mis à vacciner à notre in-tention les tuberculeux de leurs services ; Pollosson par ses examens histologiques, Roque par ses traductions allemandes, tous ont collaboré à nos recherches, et jamais travail aussi modeste n'a mis à contribution autant de complaisances.

Tel qu'il est, que tous nos amis veuillent bien en ac-cepter l'affectueux hommage et le considérer comme un souvenir de notre vie commune.

LABORATOIRE DE MÉDECINE EXPÉRIMENTALE ET COMPARÉE DE LA FACULTÉ DE LYON

CONTRIBUTION A L'ÉTUDE

DES

CONTAMINATIONS VACCINALES

PREMIÈRE PARTIE

MORVE ET SYPHILIS VACCINALES

Nos expériences à ce sujet se bornent à l'affection morveuse et ce n'est qu'en raisonnant par analogie que nous en étendrons les conclusions à la syphilis vaccinale.

Cette assimilation des deux maladies infectieuses nous paraît parfaitement légitime. En effet, l'affection farcino-morveuse, dans sa forme chronique, revêt absolument les allures de la syphilis, avec sa marche lente, ses périodes de rémission où la diathèse se tait, ses poussées à la peau. M. Viennois, d'ailleurs, l'a bien compris ainsi dans son

célèbre travail sur la syphilis vaccinale, et, à l'appui de
sa théorie hématique, il s'efforce de prouver que le sang
morveux est infectieux. Seulement, toutes les expériences
de Renault, de Coleman et autres qu'il cite, ont trait à
des injections de grandes quantités de sang dans le torrent circulatoire; quant à l'inoculation du sang à la lancette, l'observation de Guyon, la seule qu'il cite, est
absolument incomplète : le sang morveux avait été pris
dans le cœur douze heures après la mort, les symptômes
de morve communiquée ne sont pas énumérés, et l'autopsie
n'est pas mentionnée.

Dans le but d'avoir des éléments de discussion plus
exacts, nous avons fait quelques expériences; mais, avant
de les exposer, nous devons rapporter deux observations
inédites que M. le professeur Chauveau a bien voulu nous
communiquer. Ces deux faits sont des plus intéressants,
et c'est d'eux qu'est sortie l'idée de ce travail : à tous les
égards ils méritent la place d'honneur.

Expérience I. — 25 *novembre* 1866. — On injecte plusieurs gouttes de lymphe vaccinale pure dans la jugulaire d'une
jument amenée à l'École pour servir aux travaux anatomiques.

Aucun phénomène digne d'être noté n'est signalé sur cet animal pendant les premiers jours. Mais, le dixième jour, on le trouve
en proie à une forte fièvre qui date probablement déjà de quelque
temps, car le palefrenier chargé de donner des soins à la bête a
remarqué les jours précédents qu'elle mangeait moins.

On l'examine donc avec le plus grand soin pour rechercher à
la surface de la peau s'il n'existe pas d'exanthème vaccinal.
Une superbe pustule est découverte sur la lèvre inférieure. Mais
en même temps on remarque en différents points du corps, parti-
culièrement la région de l'encolure, plusieurs tumeurs suspectes ;
de plus, on constate sur la muqueuse pituitaire, assez profondé-

ment dans les cavités nasales, la présence de quelques pustules qu'on n'hésite pas à considérer comme étant de nature morveuse.

L'animal était en effet en pleine morve aiguë, comme l'a démontré l'autopsie pratiquée le surlendemain, après l'abatage du sujet. Les lésions caractéristiques exi taient dans les fosses nasales, sur le voile du palais, le larynx, la trachée, dans le poumon.

De quelle nature était la pustule trouvée sur la lèvre ? Comme il y a eu poussée morveuse du côté de la peau, on n'est pas autorisé à dire d'emblée que cette pustule est de nature vaccinale : c'est l'inoculation qui doit en décider. Comme on n'a pas d'animal de l'espèce bovine sous la main, l'inoculation est pratiquée sur un cheval. La veille de l'abatage du sujet on fait sourdre une grande quantité de lymphe *teintée de sang*, en serrant la pustule entre les mors d'une pince. Cette lymphe est inoculée par quatre piqûres sur le côté gauche de la face du sujet d'épreuve.

Quatre belles pustules vaccinales, tout à fait typiques, succèdent à l'inoculation.

L'une de ces pustules grossit beaucoup, et tend à prendre un caractère phlegmoneux ; on pense à la possibilité d'une lésion mixte, et on pratique une inoculation à un deuxième sujet d'épreuve ; mais il n'en résulte qu'une éruption vaccinale des plus simples.

Le premier sujet d'épreuve fut tué pour faire l'anatomie pathologique de la pustule suspecte. Le second fut conservé assez longtemps pour s'assurer qu'il ne deviendrait pas morveux ; il resta parfaitement sain.

« Ainsi, ajoute M. Chauveau, voilà une bête qui, sous le coup d'une infection de morve aiguë, reçoit dans les veines une certaine quantité de vaccin ; les deux infections morveuse et vaccinale se développent simultanément et parallèlement, mais d'une manière tout à fait indépendante. La lésion vaccinale reste purement et simplement vaccinale : le sang qui souille la lymphe fournie par cette lésion ne réussit même pas à lui communiquer la virulence morveuse. »

EXPÉRIENCE II. — Cheval du commandant X. Morve chronique parfaitement diagnostiquée.

On fait sur le côté de l'encolure quatre inoculations avec la lymphe vaccinale municipale : deux donnent naissance à une belle papulo-pustule.

De l'une d'elles, on extrait, en s'aidant de la pression de la pince, une certaine quantité de lymphe citrine, *à peine teintée par quelques globules rouges*. Cette lymphe est inoculée à deux ânes, sur le côté de l'encolure.

L'un de ces sujets prend tout à coup, le cinquième jour, une fièvre des plus violentes, et meurt le lendemain. Il n'y avait aucun travail local apparent dans les points inoculés. Comme, de plus, on trouve à l'autopsie une infection sarcomateuse généralisée, abondante surtout dans les poumons, il ne vient pas à l'esprit que l'animal ait pu succomber à la morve, dont on ne trouve nulle part les lésions.

Le second âne, bien portant en apparence, n'est pas vu le septième jour, qui est un dimanche. On le trouve mort le lundi matin, entre les jambes de ses voisins, chevaux ou mulets.

L'autopsie faite avec soin ne laisse voir dans le poumon aucune trace de la plus faible poussée morveuse; ni nodules, ni granulations ; cependant l'organe est fortement congestionné. On pense que l'animal a du mourir étranglé par sa longe, entremêlée avec celles des voisins.

Mais, avant de conclure, on croit devoir, dans une autre séance, examiner avec soin le siège des inoculations. Il semble qu'il y a comme de légères érosions et un faible épaississement dans les points inoculés. On incise, on râcle, et on obtient par le grattage une faible quantité de sérosité qu'on inocule au côté de l'encolure d'un troisième âne.

Cette fois, le sujet d'expérience devient parfaitement morveux.

Les piqûres se tuméfient et même s'ulcèrent légèrement, toutes sans exception. Bientôt la tuméfaction de la région inoculée devient un peu diffuse; l'animal prend de la fièvre et devient triste; il succombe le dixième jour. On ne fait à l'autopsie que l'examen du poumon; les lésions sont peu nombreuses, mais absolument caractéristiques.

Voici maintenant comment M. Chauveau interprète cette expérience :

« Et d'abord, dit-il, les deux premiers sujets ont succombé à la morve, á une de ces morves presque foudroyantes, presque sans lésions, dont les exemples sont en somme assez rares.

« Le virus a été fourni par une lésion vaccinale. S'était-il formé sur place, ou provenait-il du sang ? J'écarte, au moins pour le moment, cette dernière origine, à cause du résultat de mes expériences sur l'inoculation du sang morveux *à la lancette*. C'est à la première interprétation que je me rallie. Je crois que l'inoculation a provoqué une fluxion morveuse; toute autre cause d'irritation aurait sans doute produit le même effet, un vésicatoire par exemple.

« En somme, il ne faudrait pas croire qu'il y ait eu drainage du virus morveux dans la lymphe vaccinale. D'après moi, il y aurait eu là comme une lésion double de vaccine et de morve. Malheureusement la preuve certaine n'en peut être donnée, l'animal ayant dû être abattu immédiatement après avoir donné sa lymphe vaccinale; peut-être aussi l'observation ultérieure n'aurait-elle rien appris, car il peut y avoir des poussées morveuses extrêmement fugitives. »

C'est sur ces données que nous continuâmes la série des expériences.

Les inoculations ont toujours été faites sur des ânes, comme dans les deux observations précédentes. En effet, tandis que l'organisme du cheval est, relativement à la morve, un réactif imparfait, laissant souvent la conclusion de l'expérimentateur en suspens, à cause de la tendance qu'a la maladie à affecter des allures extrêmement lentes, l'âne au contraire est presque toujours sidéré par la forme franche et aiguë de l'affection.

EXPÉRIENCE III. — *Lundi 3 mars 1884.* — Vacciné un cheval farcino-morveux sur l'encolure, avec une plaque de vaccin prise au laboratoire municipal.

La bête n'a pas de jetage; mais elle présente des ulcérations farcineuses sur les membres, surtout à la face interne. L'inoculation du pus a tué un âne et a donné à un chien une ulcération morveuse typique.

11 *mars.* — L'animal présente sept papulo-pustules très belles. Par l'expression à l'aide d'une pince aseptique, lavée à l'acide phénique et flambée, on en fait sourdre des gouttes qu'on reçoit dans une pipette capillaire stérilisée à l'étuve, et on inocule immédiatement le liquide ainsi recueilli sur l'encolure d'un âne gris. Les inoculations sont faites au bistouri, au nombre de six, par scarifications.

Immédiatement après, on introduit dans la jugulaire du cheval un petit trocart très fin, préalablement phéniqué et flambé : on reçoit sur une lancette le sang qui s'en écoule goutte à goutte, et on l'inocule par sept scarifications sur l'encolure d'un âne noir.

17 *mars.* — L'âne noir n'a rien; les scarifications n'ont laissé que de petites raies, souples, indolores.

Au niveau des scarifications de l'âne gris commencent à apparaître de petites élevures, semblables aux papules vaccinales à leur début, au nombre de six.

18 *mars.* — Les papules de l'âne gris ont augmenté de volume, les tissus ambiants se sont indurés et réunissent les six

piqûres sur une seule plaque dure, saillante, sur laquelle les papules sont implantées.

L'âne noir n'a toujours rien. Le cheval morveux va mieux, ses ulcérations farcineuses se cicatrisent. Les pustules de l'encolure ont conservé le caractère vaccinal ; elles sont souples, se recouvrent de croûtes, mais ne s'ulcèrent pas, et ne présentent pas les caractères de lésions farcineuses.

20 *mars.* — L'âne noir n'a rien localement, et son état général est excellent. Les scarifications sont cicatrisées et n'ont pas laissé d'induration.

Les pustules de l'âne gris ont sécrété abondamment et se recouvrent d'une croûte rugueuse.

Les inoculations du cheval morveux conservent leur caractère vaccinal ; les croûtes se dessèchent de plus en plus.

23 *mars.* — L'état général de l'âne gris n'a pas changé ; la température a oscillé entre 37° 1 et 37° 7, et les lésions restent locales. On a six grosses papules allongées, recouvertes de croûtes, et confluentes sur une plaque de tissu cellulaire induré.

27 *mars.* — L'âne gris se porte bien. Les pustules se cicatrisent et redeviennent indépendantes, la plaque œdémateuse qui les réunissait ayant disparu.

Tué quelques semaines plus tard, il ne présenta à l'autopsie aucune lésion morveuse.

Le cheval a été également sacrifié, et l'autopsie a permis de constater les lésions classiques de la morve.

Ce que nous retiendrons de cette expérience, c'est que les pustules vaccinales du cheval morveux ont évolué absolument comme elles l'auraient fait sur un animal sain, ne laissant d'autres traces que les petites cicatrices blanchâtres qui persistent d'ordinaire ; que l'inoculation du contenu de ces pustules n'a produit sur l'âne gris que des lésions vaccinales, avec la forme luxuriante qu'elles présentent souvent chez cet animal ; enfin que l'inoculation à la lancette de sang morveux a eu également un résultat négatif.

Expérience IV. — 21 *mars* 1884. — Mis deux vésicatoires sur la région lombaire du cheval morveux qui a servi à l'expérience précédente.

22 *mars*. — Les phlyctènes ont crevé, et on a, de chaque côté de la colonne, une espèce de marais séreux, mélange de vésicatoire et de sérosité. On y plonge une lancette, et on fait six scarifications sur l'encolure d'un âne.

27 *mars*. — L'état général de l'âne est excellent. Les scarifications sont cicatrisées.

Cette expérience, inspirée par cette réflexion de M. le professeur Chauveau que la lésion vaccinale avait agi dans l'expérience n° 2 par simple appel irritatif à la peau, comme pourrait le faire un vésicatoire, est absolument négative.

Expérience V. — 4 *avril* 1884. — Cheval blanc, morveux. Pas de jetage. Orchite morveuse.

Papules farcineuses non ulcérées sur la peau.

On lui fait sur l'encolure huit scarifications avec le vaccin municipal.

11 *avr*. — L'animal présente sept pustules vaccinales peu développées, avec le liquide desquelles, par le même procédé et avec les mêmes précautions que dans l'expérience n° 3, on fait six scarifications sur le côté droit de l'encolure de l'âne noir qui a déjà servi à l'inoculation du sang dans l'expérience n° 3.

14 *avr*. — Les six scarifications ne se distinguent que par une trace linéaire et souple ; il n'y a pas là encore de travail pathologique, pas plus vaccinal que morveux.

16 *avr*. — Même état.

18 *avr*. — Les points d'inoculation sont occupés par six papules, grosses comme la pulpe de l'index, sur la partie saillante

desquelles on distingue encore la trace des scarifications ; elles se touchent par leur périphérie, formant six grosses élevures séparées par d'étroits sillons.

20 *avr.* — Les papules sont toujours aussi grosses, toujours bien séparées les unes des autres, reposant sur un fond non induré ; mais elles se sont ombiliquées, et il s'en écoule une lymphe excessivement abondante.

21 *avr.* — Les papules n'ont pas diminué de volume, mais elles coulent moins, et se recouvrent de croûtes.

22 *avr.* — Sur quatre papules les croûtes sont tombées et laissent à nu une surface rouge, saignant facilement.

Le tout repose sur un fond toujours souple. Pas de ganglions dans le voisinage.

24 *avr.* — Les pustules marchent rapidement et régulièrement vers la cicatrisation.

Dans ce cas encore les papules dont le volume et le développement exagéré nous donnaient quelque espoir n'étaient que des lésions vaccinales luxuriantes comme l'âne en présente souvent.

Ainsi, de cinq expériences faites sur le passage du virus morveux dans la sérosité vaccinale, une est positive, quatre sont négatives.

Quant à l'inoculation du sang, soit dans l'expérience n° 1, où la lymphe vaccinale en était fortement teintée, soit dans l'expérience n° 3, où on l'inocula absolument pur, à sa sortie de la jugulaire, elle a toujours donné des résultats négatifs. C'est là du reste ce que M. Chauveau, peu favorisé par les circonstances, a régulièrement obtenu toutes les fois qu'il a inoculé *à la lancette* du sang de morve chronique et même de morve aiguë.

Si nous cherchons à interpréter ces résultats, nous arrivons à formuler les conclusions suivantes :

1° Le liquide vaccinal recueilli sur un cheval morveux peut être, sous l'influence de conditions encore mal déterminées, tantôt contaminé, comme dans l'expérience n° 2, tantôt pur, comme dans les expériences 1, 3 et 5. Quant au passage du virus dans la sérosité des vésicatoires, nous n'avons qu'une expérience (n° 4) unique et négative ;

2° Si, d'après d'anciennes expériences, confirmées par M. Chauveau et par d'autres auteurs, l'injection d'une certaine quantité de sang morveux dans la jugulaire est généralement suivie d'infection, par contre, l'inoculation du sang *à la lancette* reste le plus souvent sans effet ;

3° Par conséquent, dans les cas de contamination vaccino-morveuse, ce ne sont pas les quelques globules rouges qu'on peut rencontrer dans la sérosité vaccinale qui doivent être incriminés. Remarquons à ce sujet que, dans l'expérience n° 1, négative, la lymphe vaccinale était plus fortement teintée de sang que dans l'expérience n° 2, positive.

Le liquide vaccinal peut donc être contaminé, et sans que la présence du sang y joue un rôle. Quel est donc le mécanisme de l'infection ?

Déjà, dans les réflexions que lui inspiraient les résultats de l'expérience n° 2, M. le professeur Chauveau a fait pressentir les conclusions de ce travail, en optant nettement pour l'existence d'une lésion mixte, pour l'hypothèse d'une lésion morveuse provoquée par la lésion vaccinale, et se dissimulant sous elle. Nous nous proposons actuellement de chercher de nouveaux arguments en raisonnant par analogie : ce serait en effet une probabilité de plus en faveur de la théorie que de voir la question de la syphilis vaccinale s'en accommoder, et offrir des faits à l'appui.

Comme la morve, la syphilis n'offre rien de constant dans ses infections vaccinales. A côté des faits si probants dont fourmillent les relations des nombreuses épidémies vaccino-syphilitiques, depuis celle de Marcolini jusqu'à celles observées de nos jours par Hutchinson et par Eulenberg, les cas ne manquent pas d'inoculations faites impunément sur des personnes saines avec du vaccin puisé à des sources syphilitiques. C'est ainsi qu'en 1831, Bidard, médecin à Pas (Pas-de-Calais), fit paraître dans le *Journal de médecine et de chirurgie pratiques* un article où il nie la possibilité des accidents, se basant sur deux cas négatifs de sa pratique : le premier où la syphilis du vaccinifère ne lui fut révélée qu'après l'opération ; le second où, enhardi par le résultat de sa première expérience, il recueillit à bon escient son liquide vaccinal sur le bras d'un enfant atteint de syphilis héréditaire.

Quelques années plus tard, un ancien chirugien de la Charité, M. Montain, soutenait à la Société de médecine de Lyon, dans la séance du 17 juillet, avoir vu trente enfants vaccinés sans le moindre accident avec du liquide vaccinal fourni par un sujet syphilitique. D'autres cas semblables sont dus à Schreier, à Heyfelder, à Köbner. Joukoffsky rapporte qu'en 1872, à l'hôpital des enfants trouvés de Saint-Pétersbourg, des nourrissons qu'on reconnut plus tard être atteints de syphilis héréditaire, fournirent du vaccin à cinquante-sept autres enfants, sans qu'il se produisît un seul cas d'infection.

Comment expliquer cette inconstance dans les résultats ? On connaît les conclusions du travail de M. Viennois :

le sang seul doit être incriminé, et c'est à son absence
ou à sa présence qu'on doit rapporter l'innocuité ou la
contagion observées tour à tour. Pour le prouver, l'auteur
a dû naturellement émettre les deux affirmations suivantes :

1° Le sang syphilitique , inoculé à la lancette , est
infectieux ;

2° Dans les cas de contamination vaccino-syphilitique,
il y avait toujours du sang mélangé au liquide vaccinal.

Pour établir la première proposition, M. Viennois s'ap-
puie sur les quelques inoculations positives de sang syphilitique qu'on connaît dans la science. Ces expériences
peuvent aisément se compter ; elles sont au nombre de
sept et appartiennent à cinq auteurs ; la plupart n'offrent
pas les garanties nécessaires de rigueur scientifique.

Dans le cas de Gibert, le sang fut puisé au moyen d'une
lancette dans une large papule squameuse du front : c'est
donc là en réalité une inoculation de lésion secondaire.
Quant aux expériences de Waller et de l'anonyme du
Palatinat, on peut leur adresser le même reproche, le
sang ayant été pris par scarification sur la peau d'individus en pleine éruption de roséole, c'est-à-dire, après tout,
dans des syphilides. Lindwurm, dans l'observation qu'il
rapporte, affirme bien avoir fait ses scarifications sur un
endroit sain; mais dans une poussée de roséole, comment
pouvoir assurer qu'on n'a pas sous son bistouri une syphilide plus ou moins apparente ? Ajoutons enfin que ce ne
sont pas là les conditions qu'on rencontre dans les cas de
contamination vaccino-syphilitique, l'existence d'une
roséole sur le vaccinifère devant nécessairement attirer
l'attention du médecin.

Le cas de Pellizari, en 1860, est seul probant, le sang

ayant été pris dans la veine : et encore, sur trois sujets inoculés, un seul, le docteur Gustave Borgioni fut syphilisé.

Par contre, des inoculations de sang syphilitique ont été faites sans succès par Thiry (quatre cas), et par Lalagade d'Albi (trois cas).

Malgré l'insuffisance des preuves, M. Viennois admet que le sang syphilitique inoculé à la lancette est fatalement infectieux, et pour compléter sa théorie, il prétend que dans tous les cas d'infection vaccino-syphilitique la présence du sang aurait pu être constatée.

Mais les exemples ne manquent pas de contamination syphilitique avec de la sérosité vaccinale vierge de sang et de pus. Tel est le cas de Boeck, cité dans la thèse de Breinlinger [1]. Telle est l'épidémie survenue dans la province rhénane en 1872, et décrite par Eulenberg de Berlin : sur 140 personnes vaccinées, 50 furent syphilisées, et trois mois après on constatait des condylomes chez l'enfant qui avait été le premier vaccinifère de la série. Dans ces faits la limpidité parfaite de la lymphe avait été expressément notée.

Objectera-t-on que l'examen microscopique n'avait pas été fait, et que quelques globules rouges pouvaient fort bien se trouver dans le vaccin sans y manifester macroscopiquement leur présence ? Mais on nous accordera que les accidents vaccino-syphilitiques sont assez rares relativement, d'une part au très grand nombre de vaccinifères impurs qu'on a dû employer, et de l'autre à la fréquence des cas où le microscope pourrait déceler la présence

---

[1] Breinlinger, Thèse inaug. Wurzbourg, 1882.

d'hématies dans la sérosité du tube. D'ailleurs, les expériences de Boeck sont là pour démontrer que la présence du sang dans la lymphe vaccinale d'un sujet infecté ne communique pas fatalement à ce liquide la virulence syphilitique. Deux lépreux furent inoculés avec un mélange de vaccin et de sang pris sur un enfant atteint de vérole héréditaire et vacciné avec du vaccin syphilitique. L'un d'eux eut une vaccine légitime, chez l'autre le résultat fut nul. Deux autres lépreux furent, à trois reprises, inoculés de même : chez tous deux la vaccine fut régulière, et il ne survint aucun accident ultérieur, pendant trois années d'observation.

Pendant que l'hypothèse de M. Viennois recevait ainsi les démentis de l'expérience, une autre théorie s'imposait peu à peu, qui voyait dans la source de la sérosité infectieuse une lésion mixte, une syphilide sous une pustule vaccinale.

M. Diday, en 1865, avait fait une hypothèse de ce genre pour expliquer un fait bizarre de l'épidémie vaccino-syphilitique de Rivalta. L'enfant Manzone, qui avait reçu son vaccin de l'enfant Chiabrera, infecté de syphilis héréditaire, eut des pustules légitimes dans lesquelles on puisa, du 8e au 9e jour, un vaccin qui infecta un grand nombre d'enfants, tandis que les symptômes de syphilis apparurent chez lui bien plus tard.

« Bien souvent, dit à ce propos M. Diday, la pustule vaccinale est cicatrisée, ou du moins elle est en desquamation, lorsque le chancre se manifeste sur la place qu'elle occupait. Mais d'autres fois le chancre naissant existe sous la pustule avant que celle-ci ait cessé de sécréter de la lymphe vaccinale. Vous voyez une pustule régulière en apparence, vous croyez y prendre de la lymphe normale, et malgré toutes vos précautions, votre lancette y trouve la sécrétion du chancre qui commence[1]. »

L'hypothèse de Diday expliquait les faits d'infection avec du vaccin recueilli sur un sujet préalablement sain avant sa vaccination, et victime lui-même de syphilisation vaccinale. Mais la source première des épidémies vaccino-syphilitiques n'est pas là : elle réside dans la pustule développée sur un sujet atteint de syphilis avant sa vaccination. Pour expliquer ces faits, bien plus importants et bien plus nombreux, Gamberini, de Florence, étendit l'hypothèse de Diday : chez un sujet préalablement syphilitique, il se développe aussi une lésion spécifique sous la pustule de Jenner ; seulement, au lieu d'un chancre, c'est une syphilide.

L'historique de la théorie remonte d'ailleurs plus loin. « En 1814, dit M. Viennois dans son travail, un grand chirurgien, Monteggia (au rapport du professeur Cerioli, de Crémone), lut, le 17 février, à l'Institut des sciences de Milan, un mémoire tendant à prouver que, si l'on vaccine un syphilitique, il se forme immédiatement une pustule qui contient les deux virus, et que tous deux sont communiqués, si on emploie le pus vaccinal pour vacciner d'autres individus.

« Nous avons le regret de dire que malgré nos recher-ches nous n'avons pu nous procurer ce précieux ouvrage, qui annonce un fait vrai, mais en lui donnant une inter-prétation erronée ; nous le démontrerons. J'aime néan-moins à constater que Monteggia croyait à la transmis-sion d'un double virus par une seule piqûre. »

---

[1] Diday, *Gaz. médic.*, février 1865.

On peut concevoir de deux façons l'influence de la vaccination sur la marche d'une syphilis latente.

En premier lieu, la vaccination, par suite de la modification générale qu'elle imprime à l'économie, peut réveiller la diathèse, qui se manifeste par une poussée de roséole ou de plaques muqueuses. M. Viennois, dans son travail, a bien mis ce fait en lumière par des observations personnelles.

Déjà, au moment du fameux procès Hübner, on s'était posé la question à Vienne, et en 1854 la Société de médecine la mit à l'ordre du jour. D'après une série d'expériences, Friedinger, chargé du rapport, conclut à une influence certaine.

En second lieu, la pustule vaccinale peut agir comme irritant topique sur les téguments toujours susceptibles des syphilitiques, et y déterminer l'apparition d'une lésion spécifique locale. C'est ainsi que le professeur Bamberger, de Wurtzbourg, vit deux fois, chez des syphilitiques, des pustules varioliques se transformer *in situ* en plaques muqueuses de la peau [1]. Tels sont encore les faits publiés par Tarnowsky [2].

D'après cet auteur, on peut, chez les syphilitiques, par une irritation violente des téguments (inoculation de pus bleu, cautérisation à l'acide sulfurique, etc.) provoquer l'apparition d'une ulcération d'aspect typique, qu'il appelle pseudo-chancre induré.

Dans un cas de Friedinger, une pustule vaccinale se transforma *in situ* en une bulle de pemphigus, puis de nouvelles bulles se montrèrent sur le corps, et l'enfant

[1] *Gaz. hebdom.*, 1858.
[2] *Vierteljahr. fur Dermatol. and Syphilis*, 1877.

mourut. Il semble que dans ce cas, la vaccination eut une double influence, locale et générale.

Enfin, l'épreuve classique du bain sulfureux, constamment mise en usage dans les hôpitaux, n'est-elle pas basée sur une action analogue ?

Néanmoins, et malgré l'appui passionné que lui prêtait Köbner, l'idée de Gamberini n'avait pour elle que des probabilités d'analogie et des arguments de pathologie générale. Ce fut Rinecker qui se chargea de donner à la théorie une consécration clinique. Le professeur de Munich fut assez heureux pour recueillir dans son service quelques faits qu'il publia à la Société de médecine et au Congrès de Munich, puis qu'il rassembla en un article général « Ueber vaccination-syphilis [1]. »

Dans la partie doctrinale de son travail, l'auteur résume ainsi ses critiques contre la théorie hématique :

1° Les inoculations positives de sang syphilitique sont rares ; on ne les observe que quand le sujet est en pleine poussée secondaire ; il faut, en outre, que la quantité de sang inoculé soit considérable, la surface inoculée étendue, et le contact prolongé.

2' Si la théorie de Viennois était vraie, vu le nombre des cas où le mélange du vaccin et du sang a lieu, c'est par milliers qu'on compterait les faits de syphilis vaccinale.

Puis, dans la seconde partie, il donne à l'appui de la théorie de Gamberini sa première observation clinique, dont voici le résumé.

Anna Klein, âgée d'un an, de mère syphilitique. L'auteur l'observait depuis sa naissance ; à deux reprises, au

<hr>

[1] *Vierteljarsesschrift fur Dermatologie and Syphilis,* 1878.

deuxième et au neuvième mois, elle avait eu une éruption de syphilide papulo-squameuse. Il la vaccina au bras avec du vaccin pris sur un médecin qui n'avait jamais eu la syphilis. La pustule vaccinale évolua régulièrement ; mais, à la chute des croûtes, on trouva au-dessous un ulcère induré, avec sécrétion peu abondante, bords taillés à pic, et engorgement ganglionnaire indolent de l'aisselle. Au bout de quinze jours, cet ulcère était cicatrisé.

Un second cas, absolument semblable, observé plus tard à la clinique de Rinecker fut publié par le docteur Rieger. Enfin, dans la thèse toute récente de Breilinger, inspirée par Rinecker lui-même, on trouve une troisième observation.

Rinecker résume ainsi ses conclusions :

1° La vaccination peut, chez un enfant, éveiller la syphilis latente.

2° Celle-ci se manifeste, soit sous la forme d'un exanthème généralisé, soit sous l'aspect d'un ulcère que l'auteur appelle improprement chancre huntérien.

3° Le vaccin pris sur de pareilles pustules ne donne la syphilis que si la lancette s'imprègne des produits sécrétés par l'ulcère sous-jacent.

L'expression de chancre huntérien est évidemment impropre : l'ulcération dont il s'agit et qui, en effet, ressemble assez, par la description qu'on en donne, à un chancre syphilitique, doit assurément rentrer dans la catégorie des pseudo-chancres indurés que Fournier, Clerc, Hutchinson ont décrits, et que Tarnowsky fait naître par irritation cutanée.

Quant à la date de l'apparition de l'ulcère, et c'est là le côté pratique de la question, Rinecker croit, avec Köbner, qu'il faut la placer après le 7ᵉ ou le 8ᵉ jour. A ce sujet il cite des faits, et on peut aisément en rassembler d'autres.

Ainsi dans l'épidémie de Coblentz en 1849, le vétérinaire B. avait fait ses vaccinations avec de la lymphe recueillie le 10ᵉ et le 11ᵉ jour. « Il fut condamné à deux mois de prison et 50 thalers d'amende, dit Breilinger, parce qu'il avait recueilli le vaccin le 11ᵉ et le 12ᵉ jour, au lieu de le prendre du 7ᵉ au 8ᵉ. Parmi ceux qu'il vaccina avec de la lymphe du 11ᵉ jour, sept furent infectés ; tous ceux qui furent vaccinés avec de la lymphe du 12ᵉ jour furent contaminés. »

Dans l'épidémie de Rivalta, étudiée par Pachiotti (1861), on recueillit le vaccin le 10ᵉ jour. Sur 46 enfants vaccinés, 38 furent infectés.

De même Auzias Turenne déclare qu'il a vu un cas de contamination avec de la vaccine recueillie le 11ᵉ jour sur un enfant syphilitique, tandis que la lymphe du même vaccinifère, recueillie trois jours plus tôt, ne donna lieu à aucun accident.

Enfin Rinecker rappelle qu'en Italie, terre classique des épidémies vaccino-syphilitiques, la cueillette du vaccin se fait généralement du 10ᵉ au 14ᵉ jour.

Pour Bohn [1], qui a fait de nombreuses recherches à ce sujet, on peut ériger cette relation en loi générale, et jamais la sérosité d'une pustule de Jenner recueillie du 5ᵉ au 7ᵉ jour n'a donné lieu à des contaminations syphilitiques.

Tel est, rapidement exposé, l'état actuel d'une ques-

---

[1] Bohn, *Handbuch der Vaccinat.*, Leipsig, 1875.

tion que les proportions restreintes de notre travail ne nous permettent pas de discuter avec tout le soin qu'elle mérite. Ayant fait sur la morve quelques expériences qui nous paraissent, par analogie avec la syphilis, sur laquelle on ne peut pas expérimenter, fournir un argument de plus aux théories nouvelles, nous avons simplement voulu dresser un état des documents avant de jeter nos faits dans le débat.

DEUXIÈME PARTIE

TUBERCULOSE VACCINALE

L'histoire médicale de ces dernières années est dominée par un fait de la plus haute importance : la démonstration expérimentale de la nature infectieuse de la tuberculose. Le principe une fois acquis, les conséquences plus ou moins hypothétiques n'ont pas tardé à se produire avec l'ardeur un peu hâtive qu'on met d'ordinaire à agrandir les dimensions d'un nouveau domaine. La syphilis vaccinale est indéniable : comment, surtout après les expériences véritablement effrayantes de Toussaint sur la virulence du sang, du jus de viande crue ou cuite, de la salive, de l'urine, qui faisaient de la tuberculose une maladie bien plus infectieuse encore, comment ne pas soupçonner cette affection de méfaits semblables et d'envahissements aussi insidieux ?

La question devait se présenter naturellement à l'esprit du professeur de Toulouse : aussi, dans la séance de l'Académie des sciences, du 8 août 1881, il faisait la communication suivante :

« Avec le vaccin recueilli sur une belle pustule d'un enfant en excellente santé et provenant de parents robustes, j'ai fait à une vache tuberculeuse sept piqûres autour de la vulve. Quelques jours après, les pustules se montraient en nombre égal à celui des inoculations. Le septième et le huitième jour, ces pustules étant ombiliquées, j'inoculai la sérosité à quatre lapins et à un porc. Deux lapins tués deux mois après, ont montré toutes les lésions de la tuberculose, tubercule local, ganglionnaire et tubercules pulmonaires. Le porc présente, en ce moment, un tubercule local bien développé ; il ne sera tué que plus tard, mais il est certain qu'actuellement il y a déjà généralisation, et qu'il est tuberculeux.

« Au moment où la vaccination peut devenir obligatoire, et avec les tendances actuelles, qui sont de faire passer le vaccin par les animaux d'espèce bovine, il est nécessaire de bien choisir les sujets qui devront être les producteurs du vaccin. Ce n'est qu'après un sérieux examen de toutes les conditions par lesquelles a passé l'animal qu'il pourra être inoculé et servir à la reproduction du vaccin. Cet examen devra aussi être fait chez tous les enfants ou adultes dont les pustules doivent fournir l'élément nécessaire aux vaccinations. »

M. Vulpian prit la parole à propos de cette communication. Pour lui, « il ne faut accepter que sous toutes réserves les conclusions que M. Toussaint a tirées de ses recherches. Il faudrait pour que ces faits fussent à l'abri de toute contestation, qu'ils eussent été reproduits un grand nombre de fois avec les mêmes résultats, et, autant que possible, sur des animaux autres que le lapin et le porc. »

Avant d'essayer de combler cette lacune et d'entreprendre nos expériences sur les cobayes, nous avons voulu savoir si M. Toussaint n'avait pas d'autres faits inédits, et ce qu'il était advenu des deux lapins et du porc qui n'avaient pas encore été sacrifiés au moment de sa communication à l'Académie des sciences. Le savant expérimentateur a bien voulu nous faire l'honneur de répondre à notre appel et de mettre ses notes à notre disposition.

« Voici les renseignements, nous dit M. Toussaint, qui complètent la série dont j'ai donné les premiers résultats dans une note à l'Académie des sciences, intitulée *Infection tuberculeuse par les liquides des sécrétions et par la sérosité des pustules de vaccin.*

« Je n'ai pu donner que les premiers résultats acquis à ce moment. Je puis actuellement vous communiquer la fin.

« Il était question de deux lapins et d'un porc vivant encore, et qui avaient été inoculés avec du vaccin pris sur un enfant, et primitivement inoculé à une vache tuberculeuse.

« Les animaux en expériences se composaient :

« 1° De quatre lapins ;

« 2° D'un porc ;

« 3° D'un chat ;

« 4° D'un pigeon.

« En tout, sept animaux.

« Tous ont été inoculés le 27 juin 1881 avec la sérosité prise sur une vache. On sait le sort de deux des lapins. Le chat et le pigeon ont été tués le 60ᵉ jour : ils ne présentaient aucune lésion.

« Le porc a été tué le 142ᵉ jour après son inoculation ; *quoique entièrement tuberculeux*, il était assez vigoureux : tubercule local au point d'inoculation ; les ganglions parotidiens et pharyngiens, les poumons, la plèvre, le péritoine et les reins présentaient des masses caséeuses et crétacées.

« Quant aux deux derniers lapins, tués au moment où ils allaient mourir, le troisième le 218ᵉ jour, le quatrième le 246ᵉ jour après l'inoculation, ils présentaient toutes les lésions de la tuberculose.

« Le troisième lapin a servi à inoculer ce que j'appelle une série d'animaux, inoculés successivement ; et comme je les laisse mourir de leur mort naturelle pour montrer que la maladie s'aggrave en passant par les mêmes espèces, je puis citer la durée des trois *termes* que j'ai faits avec deux nouveaux lapins.

« En effet, avec un tubercule pris sur le lapin n° 3, inoculé le 27 juin 1881 et mort le 218ᵉ jour après l'inoculation, j'obtins le deuxième terme, mort le 144ᵉ jour ; et avec ce deuxième terme, j'obtins le troisième, mort le 115ᵉ jour après l'inoculation. »

Tels étaient les faits expérimentaux obtenus jusqu'alors quand parut en Allemagne un travail de Bollinger sur l'étiologie de la tuberculose, où la question de l'origine vaccinale de la maladie est bien étudiée [1].

[1] *Zur Ætiologie der Tuberkulose*, von professor O. Bollinger, München, 1883.

Voici comment s'exprime le professeur de Munich :

« La question de savoir si le poison tuberculeux peut être absorbé par la peau à l'aide de lésions superficielles des téguments offre, outre son intérêt théorique, une importance pratique. Ce mode d'infection serait en particulier un grand danger pour tous ceux qui touchent aux cadavres des phthisiques ou des animaux tuberculeux, pour le chirurgien qui opère un phthisique, pour les garçons bouchers et les garçons d'abattoirs, qui abattent et dépècent des animaux tuberculeux. Enfin, la vaccination réaliserait à un haut degré ce mode d'infection, et, qu'il s'agisse de vaccine animale ou de vaccine humaine, il deviendrait possible d'infecter par cette voie un organisme sain.

« Comparativement, il faudrait aussi résoudre la question de savoir si, dans les corpuscules de la lymphe et dans la sérosité vaccinale, on peut constater la présence des bacilles de la tuberculose. Les recherches de Lothar Meyer, sur lesquelles je reviendrai ci-dessous, semblent résoudre négativement la question. Pourtant, dans certaines formes de tuberculose, et principalement dans la forme miliaire aiguë, les corpuscules de la lymphe, aussi bien que la sérosité cérébro-spinale (dans l'état même d'intégrité des enveloppes du cerveau et de la moelle), paraissent contenir un assez grand nombre de bacilles. J'ai pu m'en assurer encore récemment dans une autopsie pratiquée à l'Institut pathologique de Munich.

« La solution de la question paraissait justiciable de l'expérimentation : on n'avait pourtant jamais rien fait dans ce sens. C'est ce qui décida le docteur Fritz Schmidt, d'Augsbourg, à entreprendre à l'Institut pathologique de

Munich une série de recherches dont je transcris les résultats.

« Les expériences furent faites de la manière suivante : on prit un grand nombre de cochons d'Inde et on essaya de leur inoculer la tuberculose par inoculation cutanée. On les divisa par séries de trois, et dans chaque série, pour s'assurer de la qualité du virus, on fit à un des trois animaux en expérience, choisi comme témoin, une inoculation sous-cutanée ou intra-péritonéale avec le même liquide tuberculeux. Les deux autres subirent, en divers points du tégument externe, de petites écorchures et de petits grattages qu'on pratiqua avec des instruments mousses. Sur ces lésions superficielles, semblables à celles qu'on produit en vaccinant, on déposa du virus tuberculeux, et on recouvrit avec du collodion, pour préserver le point inoculé des frottements.

« Par leur nombre et leurs dimensions, les lésions cutanées ainsi produites surpassaient dix ou vingt fois celles que l'on aurait faites par la vaccination ; les chances d'infection étaient donc plus considérables. Or, en laissant survivre quatre ou cinq semaines les animaux en expérience, qu'on avait choisis sains et vigoureux, on trouva pour chaque expérience (on en fit six successives) un résultat constant : à l'autopsie, tous les animaux qui avaient subi l'inoculation cutanée étaient parfaitement sains, tandis que ceux qui avaient servi de contrôle et qui avaient subi la vaccination sous-cutanée ou péritonéale, étaient toujours infectés.

« De ces recherches il résulte donc que le virus tuberculeux, introduit par une inoculation cutanée, par exemple par la vaccination ordinaire, ne peut pas se répandre

dans l'organisme, et que la manipulation d'organes tuberculeux, les autopsies, l'abatage des bêtes phthisiques,
ne constituent pas un danger au point de vue de l'infection par la peau.

« On pourrait supposer une infection latente au lieu
d'une marche aiguë, et croire qu'il faudrait une survie
plus longue de l'animal pour qu'on pût s'assurer de l'innocuité de l'opération. Mais ce n'est pas là une hypothèse
vraisemblable, car on n'a pas encore observé de cas de
tuberculose primitive de la peau sur les mains ou sur les
bras avec engorgement secondaire des ganglions du
coude ou de l'aisselle.

« D'ailleurs, pour ce qui est de la possibilité de la
transmission de la tuberculose par le vaccin, on a entre-
pris récemment à cet égard une série de recherches expé-
rimentales et microscopiques qui ont donné les résultats
les plus concluants.

« Le docteur Lothar Meyer vaccina onze tuberculeux
arrivés à un stade avancé de la maladie, et n'ayant jamais
été vaccinés. On se servit d'une lymphe vaccinale humaine
très pure et conservée dans la glycérine.

« Sept jours après la vaccination, on trouva sur sept
des malades vaccinés des pustules parfaites. L'examen
microscopique du contenu de ces pustules fut pratiqué par
le docteur P. Guttmann, et eut un résultat absolument
négatif : il n'y avait pas trace de bacilles. Ces résultats
ont conduit Lothar Meyer à conclure que la vaccination
ne pouvait pas transmettre la tuberculose.

« Si nous résumons les résultats auxquels on est arrivé
aujourd'hui au point de vue du danger des contaminations
vaccino-tuberculeuses, nous dirons :

« 1° Dans le vaccin développé sur des individus tuberculeux il n'y a pas de bacilles, et, par conséquent, pas de
virus tuberculeux ;

« 2° Un vaccin qui contiendrait même du virus tuberculeux serait absolument sans danger, attendu que l'élément infectieux, introduit par des lésions superficielles de
la peau, comme celles qu'on pratique en vaccinant, ne
peut pas pénétrer dans l'organisme. »

Examinons la valeur de ces deux propositions.

Et d'abord, l'impossibilité où s'est trouvé Guttmann de
découvrir le bacille de Koch dans les sept préparations de
vaccine tuberculeuse qu'il a examinées n'implique pas
nécessairement l'absence absolue de ce bacille. On sait,
en effet, que le micro-organisme de la tuberculose ne
pullule pas dans les tissus comme la bactéridie char-
bonneuse, et que la peine qu'on a souvent à en découvrir
quelques-uns dans certaines lésions manifestement tuberculeuses a servi assez longtemps d'argument à ceux qui
niaient sa spécificité.

En second lieu, le bacille de Koch est-il le seul microbe,
ou la seule forme que puisse affecter le microbe de la
tuberculose? On sait, en effet, comme l'a fait observer
Talamon, que le fameux bacille est rare dans le tubercule
type, dans la granulation miliaire, et que c'est dans les
matières caséeuses, c'est-à-dire dans les produits tuberculeux en voie de régression, qu'il se montre de préfé-
rence.

D'autre part, ces mêmes lésions tuberculeuses jeunes,
dans lesquelles la découverte du bacille est presque une
trouvaille, fourmillent, si on supprime de la technique
habituelle le bain d'acide nitrique, de micrococcus qui se

présentent soit à l'état de grains isolés, soit en amas. Ces micro-organismes constituent-ils un envahissement banal des tissus malades par des éléments indifférents, ou bien plutôt ne représentent-ils pas, comme le pense Talamon, la forme jeune du microbe spécifique, dont le bacille de Koch ne serait que la forme vieillie ? C'est ainsi, pour citer un exemple analogue, que les bâtonnets spécifiques des lésions charbonneuses sont formés par l'allongement des spores ou la fragmentation du mycelium.

Et ce n'est pas là une hypothèse, une simple vue de l'esprit. Sans parler des microbes d'Eklund, d'Aufrecht, de Baumgarten, sur lesquels on n'a pas suffisamment expérimenté, il est bien certain qu'il faut tenir compte des résultats positifs qu'a obtenus Toussaint avec les cultures de son micrococcus, qu'il a poussées jusqu'à la douzième génération.

Enfin, un dernier argument nous est fourni par les recherches de MM. Vignal et Malassez qui leur ont permis d'affirmer l'existence d'une tuberculose zoogléique et dont, dans la séance de la Société de biologie du 5 novembre 1883, ils résument les conclusions en ces termes :

1° Des lésions tuberculeuses sans bacilles peuvent produire par inoculation des tuberculoses bacillaires, ce qui fait supposer que le parasite phymatogène existe déjà chez elles mais non sous la forme bacillaire ;

2° Ces mêmes lésions peuvent aussi produire des tuberculoses non bacillaires, mais zoogléiques ;

3° Dans les générations ultérieures d'inoculation, les zooglæa peuvent disparaître et les bacilles apparaître. Il semble donc que les bacilles et les zooglæa ne sont que des formes différentes du même micro-organisme, du parasite phymatogène. »

De toutes ces considérations, il résulte que la première des conclusions de Bollinger nous paraît manquer de rigueur.

Quant à la seconde, qui refuse au poison tuberculeux la possibilité de pénétrer dans l'organisme par l'inoculation cutanée, elle nous paraît mieux fondée, et les expériences de Schmidt nous semblent assez démonstratives.

D'ailleurs, longtemps auparavant M. Chauveau avait fait sur le même sujet des expériences qui avaient donné des résultats analogues. Elles sont au nombre de cinq, et trois sont entièrement négatives. Deux fois il a réussi à faire naître, sur l'oreille du bœuf, de petites ulcérations; mais ces lésions se sont cicatrisées, au bout de plusieurs semaines, et n'ont pas eu d'autres suites [1].

Quoi qu'il en soit, on ne doit pas se contenter de vérifier l'absence du bacille dans les liquides qu'on introduit dans l'organisme, et il faut user de moyens de contrôle plus précis à l'égard d'un ennemi qui paraît pouvoir prendre différentes formes pour pénétrer dans la place. A cet égard, rien ne vaut la méthode expérimentale, c'est-à-dire les inoculations de vaccin pris sur des sujets tuberculeux, de façon à reconnaître la présence du microbe à son œuvre. Et ces inoculations doivent être faites dans le tissu cellulaire sous-cutané ou dans le péritoine : de cette façon, dans le cas où le microbe ne pénétrerait pas dans l'organisme par ces moyens qu'il affectionne,

---

[1] Lettre à Villemin sur la transmissibilité de la tuberculose, in *Gaz. hebdom.*, 9 mars 1872.

on pourrait affirmer qu'il n'existe pas en quantité suffi -
sante dans le liquide inoculé, et qu'il risque bien moins
de s'introduire par la voie plus difficile de la peau.

Ce sont ces expériences, déjà instituées par Toussaint,
mais en nombre relativement restreint, que nous nous
sommes proposé de reprendre sur un plus grand pied, et
dont nous consignons ici les résultats.

Nos expériences ont porté sur les cobayes, dont on
connait la susceptibilité tuberculeuse. Le liquide vaccinal
a été recueilli dans les hôpitaux, sur des malades tuberculeux inoculés avec le vaccin municipal, sauf dans une
expérience, où la sérosité a été puisée à des pustules vaccinales développées sur un taureau phtisique.

Les précautions antiseptiques ont été prises avec soin ;
le vaccin était recueilli à diverses époques, du sixième au
douzième jour, dans des tubes de verre cylindro-coniques
préalablement stérilisés à l'étuve, et l'incision de la peau
était faite, sur les animaux en expérience, avec des ins -
truments flambés et phéniqués. Par cette incision, on
introduisait l'extrémité effilée du tube dans le tissu conjonctif ou dans le péritoine, et on injectait le vaccin en
soufflant par l'extrémité cylindrique. La quantité injectée
a toujours été au moins égale à celle que contient un tube
à vaccin ordinaire, avec lequel on peut vacciner trois ou
quatre personnes ; souvent elle a été plus considérable.

Enfin, les animaux ont été sacrifiés, en moyenne, de
six à huit semaines après leur inoculation.

Ajoutons que, dans trois cas, l'examen microscopique de
la lymphe vaccinale a été fait, au point de vue des bacilles,
par le procédé d'Erlich, et que le résultat a toujours été
négatif.

Observation I. — *22 février 1884.* — Vacciné à l'hôpital de la Croix-Rousse, salle Sainte-Blandine, une tuberculeuse de dix-neuf ans. Elle tousse depuis six mois et a eu, il y a un mois, une légère hémoptysie. Amaigrissement, sueurs nocturnes. A l'auscultation, en avant, on trouve au sommet gauche de gros craquements humides qui éclatent en grand nombre pendant la toux. Mêmes signes au sommet en arrière.

5 *mars.* — La malade présente deux belles pustules de Jenner au douzième jour, dans lesquelles on puise trois tubes de sérosité vaccinale parfaitement transparente.

7 *mars.* — On prend trois cobayes, à chacun desquels on inocule le contenu d'un tube ; l'inoculation hypodermique est faite en glissant le tube sous la peau de la face externe du pavillon de l'oreille, et en soufflant.

8 *avril.* — Un cobaye est mort, amaigri. Aucune lésion tuberculeuse.

11 *avril.* — On sacrifie les deux cobayes survivants ; pas de ganglions sous-maxillaires ni parotidiens. Pas trace de tubercules dans les viscères.

Expérience II. — *1er mars.* — Inoculé une malade tuberculeuse à l'Hôtel-Dieu, salle des troisièmes femmes. La malade est enrouée depuis deux ans, et aphone depuis un mois. Elle est alitée depuis un mois et a des sueurs profuses avec des températures élevées le soir. A l'auscultation, on trouve, en arrière, des craquements nombreux aux deux sommets. On en trouve aussi, en moins grande quantité, sous les clavicules.

7 *mars.* — La malade présente deux pustules vaccinales, très petites, mais nettement ombiliquées, donnant une lymphe assez rare, dont on peut cependant recueillir deux tubes.

Le même jour on inocule deux cobayes dans le tissu conjonctif sous-cutané de l'oreille.

26 *mars.* — Un cobaye, mort sans cause apparente, très amaigri, ne présente à l'autopsie aucun signe de tuberculose, ni locale, ni générale.

22 *avril*. — On sacrifie le second cobaye ; l'autopsie est également négative.

Expérience III. — *3 mars*. — Vacciné au parc, à la ferme modèle de l'École vétérinaire, un taureau présumé tuberculeux, par six scarifications sur le périnée.

9 *mars*. — Le taureau a six belles pustules. On y récolte neuf pipettes, dans chacune la valeur de deux tubes à vaccin ordinaires. Mais la cueillette de la lymphe est très difficile à cause des mouvements de l'animal : la pince qui servait à serrer la base des pustules pour en exprimer la sérosité a subi de nombreux glissements qui les ont écorchées. Aussi le liquide vaccinal de tous les tubes est louche et tient en suspension des grumeaux blanchâtres. Deux ou trois tubes sont, en outre, teintés de sang.

11 *mars*. — On inocule neuf cobayes, de la même façon que dans les deux expériences précédentes.

18 *mars*. — Un cobaye mort. Pas de lésions tuberculeuses.

27 *mars*. — Un second cobaye succombe également sans lésions.

2 *avril*. — Le taureau est abattu : il présente toutes les lésions d'une tuberculose avancée.

28 *avril*. — On sacrifie les sept cobayes survivants. Chez un seul on trouve des lésions. Du côté de l'oreille inoculée, on constate un engorgement des ganglions sous-maxillaires et parotidiens. On peut en effet isoler cinq ganglions, très durs, dont deux gros comme une petite noisette, et trois la moitié plus petits. A la coupe le tissu renferme de grosses masses caséeuses. On ne constate aucune lésion apparente des viscères ; les poumons sont sains, et on ne trouve pas de ganglions bronchiques.

Les ganglions, examinés au microscope, ne présentent pas autre chose que de la dégénérescence caséeuse. Nulle part on ne trouve de follicules de Koster ni de granulations grises. La rate, le poumon, le foie sont également l'objet d'examens microscopiques, tous négatifs.

Ici, nous l'avouons, nous avons commis une faute

expérimentale que nous avons reconnue trop tard, quand les pièces étaient déjà dans l'alcool. Nous aurions dû évidemment faire des inoculations en série avec les lésions caséeuses des ganglions, afin de pouvoir, au moment de la discussion de la nature de ces lésions, posséder le meilleur critérium, celui de la médecine expérimentale.

Si nous essayons d'interpréter cette expérience avec les éléments qui nous restent, nous voyons que, sur sept cobayes inoculés, un seul a présenté des lésions, que la lymphe vaccinale injectée était trouble, grumeleuse, mélangée de sang, de croûtes et de malpropretés qui couvraient le périnée du taureau; nous voyons, d'autre part, que, chez notre cobaye, les lésions n'avaient pas franchi la barrière des ganglions sous-maxillaires et parotidiens, que les viscères n'offraient aucune lésion microscopique, qu'enfin le microscope n'a révélé dans aucun organe la présence de la moindre néoformation tuberculeuse.

Pour toutes ces raisons, nous sommes porté à considérer cette expérience commme négative au même titre que les autres, et à ne voir dans les masses caséeuses trouvées dans les ganglions que le reliquat dégénéré d'une inflammation banale.

EXPÉRIENCE IV. — *29 mars.* — Pris deux tubes de vaccin sur deux pustules au septième jour, développées sur une tuberculeuse de la salle Sainte-Blandine. La malade tousse depuis 4 ans. Du côté droit, on a un bruit de pot fêlé sous la clavicule. A gauche, on a également des signes cavitaires. L'état général est très mauvais, la faiblesse et l'émaciation sont extrêmes.

31 *mars.* — On inocule deux cobayes dans le tissu cellulaire sous-cutané de la cuisse droite.

16 *mai.* — Les cobayes paraissent bien portants et sont très

gras, au moment où on les sacrifie. On ne trouve pas de ganglions
dans l'aine. La rate, le foie, les poumons sont absolument sains.

Expérience V. — 30 *mars*. — Malade de Sainte-Elisabeth,
vacciné depuis sept jours. Sur trois pustules de moyenne gros
seur, on prend trois tubes de vaccin

Le malade est un jeune homme de 16 ans sujet à s'enrhumer.
Il y a sept jours, il a ressenti un peu de faiblesse dans les jambes,
et de la céphalalgie. Deux jours après il s'est mis à tousser, puis
il a pris deux petites syncopes dans la même journée. Depuis ce
jour il a souvent des frissons. Après avoir cru pendant quelques
jours à une dothiénentérie, on a actuellement des signes stélhos-
copiques qui permettent de poser sûrement le diagnostic de tuberculose aiguë à forme broncho-pneumonique.

31 *mars*. — Inoculé 3 cobayes dans le tissu cellulaire de la
face interne de la cuisse droite.

16 *mai*. — On sacrifie les 3 cobayes ; ils sont très gras et ne
présentent pas la moindre lésion tuberculeuse.

Cette expérience a une certaine importance, en ce sens
qu'il s'agissait là d'un de ces cas de tuberculose aiguë
pour lesquels Bollinger fait des réserves, et dans lesquels
il prétend avoir trouvé le bacille de Koch dans le liquide
céphalo-rachidien.

Expérience VI. — Tuberculeuse couchée au numéro 4 de la
salle Sainte-Blandine. Lésions avancées, signes cavitaires très
étendus, avec des ruisseaux de râles qui parcourent toute la surface des poumons. L'état général est mauvais. La température
oscille de 39° 5 à 40°.

2 *avril*. — La malade présente deux pustules vaccinales très
belles, au dixième jour ; on y cueille six tubes de sérosité absolument transparente.

4 *avril*. — On inocule deux tubes à deux cobayes, sur la face
interne de la cuisse gauche.

23 *mai*. — On sacrifie les deux cobayes. Ils sont très gras. On ne trouve aucun ganglion ; tous les viscères sont intacts.

EXPÉRIENCE VII. — Jeune fille de 17 ans, à la salle Sainte-Blandine. Elle tousse depuis trois ans et présente des signes cavitaires.

21 *avril*. — La malade a six belles pustules vaccinales au sixième jour. La récolte du vaccin est prématurée ; les pustules donnent une sérosité rare, visqueuse, gluante, montant difficilement dans les tubes. On peut néanmoins en recueillir cinq pipettes.

22 *avril*. — On inocule cinq cobayes dans le tissu cellulaire de la face interne de la cuisse droite.

30 *mai*. — Un cobaye mort, écrasé par une planche ; pas de lésions.

18 *juin*. — Les quatre cobayes sacrifiés n'offrent aucune trace d'infection.

EXPÉRIENCE VIII. — Femme de 63 ans, à la salle Sainte-Clotilde. Râles cavernuleux sous les deux clavicules. La température est élevée.

24 *avril*. — Sur trois belles pustules au septième jour, on recueille sept tubes de lymphe vaccinale d'une limpidité parfaite.

26 *avril*. — On inocule sept cobayes dans le tissu cellulaire de la cuisse gauche.

6 *mai*. — Deux cobayes morts, pas de lésions.

8 *mai*. — Deux autres cobayes succombent, très amaigris, sans signe d'infection.

18 *juin*. — Les trois cobayes survivants sont sacrifiés. Aucun ganglion inguinal, aucun tubercule dans les viscères.

EXPÉRIENCE IX. — Femme de 52 ans, salle Sainte-Clotilde. Signes cavitaires.

24 *avril*. — Sur trois pustules très belles, très larges, on recueille, au septième jour, six tubes de vaccin.

26 *avril*. — On inocule quatre cobayes à la cuisse gauche.

18 *juin*. — Autopsies entièrement négatives.

Expérience X. — Malade de Sainte-Clotilde, 17 ans. Les poumons sont creusés de cavernes de haut en bas. Sueurs très abondantes. État général très mauvais.

24 *avril*. — La malade présente une pustule vaccinale, petite mais typique, qui donne deux tubes de lymphe.

26 *avril*. — Un des tubes s'étant cassé, on ne peut inoculer qu'un cobaye, sur la face interne de la cuisse gauche.

18 *juin*. — Autopsie absolument négative.

Expérience XI. — Tuberculeux de la salle Sainte-Jeanne. Homme de 31 ans, qui tousse depuis 18 mois

Craquements nombreux, signes cavitaires au sommet gauche.

14 *mai*. — Le malade présente une petite pustule de Jenner bien ombiliquée, au dixième jour ; elle donne peu de liquide, et le tube unique qu'on parvient à remplir contient une sérosité rose, *très fortement teintée par le sang*.

16 *mai*. — On inocule un cobaye dans le tissu conjonctif de la cuisse gauche.

11 *juillet*. — On sacrifie le cobaye. Pas de ganglions inguinaux. Tous les viscères sont absolument sains. Le foie seul présente sur sa face supérieure deux petits points d'un blanc jaunâtre, gros comme une tête d'épingle, pénétrant d'un millimètre environ dans le tissu du foie, et offrant des contours parfaitement limités. M. Chauveau, à qui nous avons immédiatement soumis ces lésions, leur conteste le caractère tuberculeux. Néanmoins il nous conseille d'inoculer avec le tissu suspect un cobaye à l'oreille gauche.

Expérience XII. — Femme de trente-quatre ans, tuberculeuse, aux quatrièmes femmes. Elle tousse seulement depuis le mois de janvier, et ne se trouve réellement malade que depuis six semaines. La maladie a dû affecter une marche rapide, car l'état général est déjà cachectique : la malade se plaint de frissons erratiques, de points dans le côté gauche ; elle a des températures de 40°, et de l'albumine dans l'urine.

Aux poumons signes cavitaires.

27 mai. — On remplit trois tubes sur une pustule vaccinale au neuvième jour.

31 mai. — On inocule le contenu d'un tube sur la jambe d'un cobaye.

Le contenu des deux autres tubes est examiné au microscope par la méthode d'Erlich, avec le concours de M. le docteur Rodet, chef des travaux du laboratoire de médecine expérimentale à la Faculté ; on n'y découvre aucun bacille.

11 juillet. — A l'autopsie du cobaye, on trouve sur le foie une lésion semblable à celle de l'observation précédente ; au milieu de la face supérieure de l'organe, on observe une masse jaunâtre, ronde, bien limitée, de cinq millimètres de diamètre, pénétrant fort peu dans la profondeur des tissus. Il est très douteux, d'après M. Chauveau, que ce soit là une lésion de nature tuberculeuse : une inoculation en décidera.

Expérience XIII. — Tuberculeux de la salle Saint-Martin. Craquements aux sommets. Pas de fièvre.

29 mai. — Le malade présente de très belles pustules au neuvième jour, qui donnent dix tubes de vaccin transparent ; chaque pipette cylindro-conique en renferme la valeur de deux ou trois tubes à vaccin ordinaires.

30 mai. — Deux tubes s'étant cassés, des huit qui restent on en inocule deux sur la jambe de deux cobayes. Deux autres animaux sont inoculés dans le péritoine. L'expérience a été faite par M. Chauveau lui-même ; la plus grande partie de l'épaisseur de la paroi abdominale ayant été ponctionnée avec un bistouri, on achève de la traverser avec l'extrémité effilée du tube cylindro-conique, et on injecte le liquide en soufflant.

Enfin, trois tubes furent conservés pour être, au point de vue des bacilles, l'objet d'un examen pratiqué avec l'aide de M. le docteur Rodet, et qui fut entièrement négatif.

11 juillet. — Les quatre cobayes sont sacrifiés. Chez les deux animaux inoculés dans le péritoine, l'autopsie est absolument négative.

Sur les deux animaux inoculés à la jambe, l'un n'offre rien à signaler. L'autre présente sur le foie la même lésion déjà citée dans les deux observations précédentes. Cette fois, la masse jaunâtre siége au·bord du foie et a la forme d'un rectangle de un centimètre de long sur cinq millimètres de large : elle est si exactement limitée qu'on croirait, à première vue, avoir affaire à un organe distinct du foie et appliqué contre lui. M. Chauveau, consulté, émet la même opinion qu'à propos des deux expériences précédentes. On inocule pourtant un cobaye.

EXPÉRIENCE XIV. — Malade tuberculeuse, aux deuxièmes femmes. Craquements aux sommets ; pas de fièvre.

10 *juin*. — Rempli six tubes de vaccin transparent sur des pustules très belles.

Trois de ces tubes sont examinés par le procédé d'Erlich, et n'offrent aucune trace de bacilles.

12 *juin*. — Avec les trois autres tubes, on inocule deux cobayes à la jambe, et un autre dans la cavité péritonéale.

11 *juillet*. — Les trois autopsies sont négatives.

Ainsi qu'on le voit, nos expériences sont assez nombreuses et suffisamment variées. La lymphe vaccinale a été fournie par quatorze sujets tuberculeux, et 47 cobayes ont été inoculés.

Les malades vaccinifères étaient de tous les âges, et nous ont présenté les différents stades de l'évolution tuberculeuse. Diverses formes de la maladie se trouvent réunies dans nos observations, formes lentes et apyrétiques, formes rapides et fébriles, enfin, dans un cas, forme broncho-pneumonique aiguë.

La sérosité vaccinale a été recueillie à diverses époques, du 6ᵉ au 12ᵉ jour, et surtout sa constitution a été très variable : très limpide et très claire dans plusieurs cas, elle a été quelquefois louche et même grumeleuse (expér. nᵒ III). Enfin, dans plusieurs cas, sans que nous l'ayons indiqué, elle était légèrement teintée de sang, et dans l'expérience nᵒ II elle était d'un rose foncé : ce qui constitue un fait intéressant au point de vue du problème de la transmission de la tuberculose par l'inoculation d'une petite quantité de sang.

On retrouve les mêmes conditions de variété dans les modes d'inoculation employés. Le tissu conjonctif de l'oreille et de la jambe et la cavité péritonéale ont servi successivement de voie d'entrée au vaccin.

Quant à la durée de la survie accordée à nos cobayes, nous avons adopté une pratique plus constante, et nous avons sacrifié les animaux six semaines ou deux mois après l'inoculation. Nous avons suivi en ce point les conseils de M. le professeur Chauveau. Pour lui, le cobaye répond à la tuberculisation d'une manière à peu près sûre et constante. Les lésions spécifiques sont constituées dès la sixième semaine et, pour la rigueur de la démonstration, il vaut mieux ne plus attendre, des éléments étrangers de toutes sortes risquant d'autant plus de venir troubler les conditions de l'expérience, que celle ci dure plus longtemps.

Après ce résumé des conditions dans lesquelles se sont faites nos expériences, examinons les résultats.

Sur 47 cobayes inoculés, nous avons eu 43 autopsies négatives, et 4 douteuses.

Parmi ces dernières, nous en trouvons une appartenant à l'expérience nᵒ III. Sur 9 cobayes inoculés avec du vaccin recueilli sur un taureau tuberculeux, un seul a présenté des lésions ganglionnaires. Nous avons exposé comment, à défaut du critérium de l'inoculation en série, nous pouvions conclure, selon toute vraisemblance, à la non spécificité des lésions.

Quant aux lésions observées dans trois nécropsies appartenant aux observations XI, XII et XIII, nous avons vu que M. Chauveau doutait de leur caractère tuberculeux. Dans les trois cas il s'agissait de points jaunâtres, rappelant, par leur isolement très limité au milieu du tissu sain, l'aspect d'infarctus viscéraux, en opposition avec l'aspect diffus et rayonnant de la tuberculose hépatique du cobaye. Notons enfin l'absence de tubercule local, l'intégrité des ganglions et des autres viscères, et enfin ce fait que la lymphe vaccinale, examinée dans deux cas, a paru absolument dépourvue de bacilles.

En face de nos expériences restent les observations contradictoires de Toussaint.

Les animaux inoculés par le savant expérimentateur sont au nombre de sept. Deux d'entre eux, un chat et un pigeon, n'ont présenté aucune lésion.

Des cinq autres, nous en notons deux, des lapins, qui n'ont été sacrifiés que le 218me et le 246me jour. C'est là une méthode familière au professeur de Toulouse, qui laisse habituellement mourir ses animaux inoculés pour prouver la diminution de la survie de terme en terme dans les inoculations en série. A ce dernier point de vue, la pratique est excellente, mais elle laisse à désirer au point de vue de la rigueur des relations qu'on peut établir entre la tuberculisation et sa cause. Pendant 246 jours, en effet, combien d'éléments phymatogènes indépendants de l'inoculation n'ont-ils pas le temps d'intervenir par le fait de la cohabitation, de l'alimentation, des erreurs ou de la négligence des garçons de laboratoire? Cette remarque a d'autant plus d'importance dans l'espèce, que les deux lapins en question sont morts, dit l'observation, avec toutes les lésions de la tuberculose, mais sans qu'on note ni tubercule local ni lésions ganglionnaires dans le voisinage du point inoculé.

Restent, dans l'expérience de Toussaint, trois animaux : un porc, tué le 142° jour, et deux lapins, sacrifiés le 60° jour, qui ont offert les signes d'une tuberculose locale et générale.

Même en admettant ces trois faits, si nous les rapprochons des nôtres, nous pouvons affirmer que, d'une manière générale, l'injection hypodermique ou intra-péritonéale de vaccin recueilli sur des tuberculeux est inoffensive. Comme, d'autre part, on sait que l'introduction de matières franchement tuberculeuses par des scarifications intra-dermiques semblables à celles qu'on pratique en vaccinant, est, dans la très grande majorité des cas, d'une innocuité parfaite, on peut, à notre avis, hardiment conclure que le danger vaccino-tuberculeux est au moins très problématique. Enfin, si, comme l'usage tend à s'en généraliser, on emploie le veau comme vaccinifère, la rareté de la tuberculose chez cet animal achèvera de donner une sécurité absolue.

TROISIÈME PARTIE

ÉRYSIPÈLE VACCINAL

Les faits d'érysipèles vaccinaux ne sont pas absolument rares : par contre, les observations où la contamination immédiate par la lymphe vaccinale est nettement démontrée le sont beaucoup. Dans la plupart des épidémies relatées, on ne note pas en effet la provenance du vaccin : de sorte que , surtout pour les cas où on signale des érysipèles de la face dans l'entourage du petit malade, on est autorisé à ne voir là qu'un érysipèle traumatique banal.

Pourtant Dœppe de Saint-Pétersbourg, cité par Perret [1], rapporte qu'un médecin communiqua un érysipèle à neuf enfants qu'il vaccina avec de la lymphe recueillie sur un autre enfant atteint de cette affection.

[1] Perret, thèse d'agrégation, 1880.

Un accident du même genre a été relaté par Sinnhold [1]; l'auteur vaccina le même jour six enfants avec le vaccin d'un autre qui, deux jours après, eut un érysipèle au bras. Sur les six enfants vaccinés, deux eurent un érysipèle léger, deux autres un érysipèle très grave, et, chez les deux derniers, la vaccine évolua sans accidents ni complications.

Sinnhold conclut de ce fait que le premier enfant vacciné a donné aux autres le germe de l'érysipèle. Il remarque en outre que les enfants ont été d'autant plus malades qu'ils ont reçu une plus grande quantité de vaccin, et que si deux d'entre eux n'ont rien eu, c'est qu'étant très faibles, ils n'ont été vaccinés que très légèrement.

Il ne parle pas de l'aspect de la sérosité vaccinale employée.

Enfin, nous devons à l'obligeance de M. le docteur Perroud communication des deux observations suivantes :

OBSERVATION I. — Layes Victorine, âgée d'un an. Entrée le 26 janvier 1878, salle Sainte-Sophie, numéro 12, pour un érysipèle du bras.

Entrée en même temps que sa sœur, dont l'observation suit, à la salle des enfants en dépôt, elle y fut vaccinée comme elle le 21 janvier, avec le même vaccin.

Le 25, apparition d'un érysipèle aux points d'inoculation. Pas de pustules ni de fausses pustules vaccinales. L'érysipèle occupe le bras et la moitié supérieure de l'avant-bras gauche.

L'enquête apprend que c'est le troisième érysipèle produit par le même tube, qu'on avait dû remplir deux ou trois jours auparavant, le liquide vaccinal faisant absolument défaut, sur une pustule entourée d'une zone érysipélateuse. La sérosité *contenait de fortes proportions de sang*.

[1] *Jahrb. für Kinderch.*, avril 1876.

28 *janvier*. — L'érysipèle s'est étendu à tout le membre supérieur gauche, et a envahi le dos et la région sous-claviculaire. La fièvre est vive, et on note un accablement profond. Vomissements. Toujours pas de pustules vaccinales. Onctions avec l'huile térébenthinée.

29 *janv*. — L'érysipèle s'étend en arrière jusqu'à la région sacrée ; en avant il a gagné la région sternale et la partie supérieure du bras droit.

30 *janv*. — En arrière l'érysipèle est descendu jusqu'au coccyx ; en haut il a gagné la région sous-maxillaire gauche. A droite le bras est envahi jusqu'au coude, l'avant-bras et la main sont œdématiés.

31 *janv*. — L'érysipèle a généralement pâli, mais a gagné la fesse gauche.

1ᵉʳ *février*. — L'érysipèle a pâli partout, excepté sur les deux fesses et sur l'avant-bras droit. Une éruption rubéoliforme qui s'était montrée hier sur la face a presque entièrement disparu aujourd'hui.

La fièvre est toujours vive, et l'accablement profond.

2 *févr*. — L'érysipèle a gagné la face postéro-externe des cuisses, et a pâli partout ailleurs. Température 40, 2.

7 *févr*. — La rougeur des cuisses est descendue jusqu'aux malléoles. Un peu de toux. La respiration est très accélérée (onze respirations au quart), soufflante aux deux bases, surtout à gauche. Pâleur des téguments.

8 *févr*. — Grand accablement. Un peu d'œdème des pieds. Température le matin 40°, 1.

9 *févr*. — Température le matin 40°. Quelques plaques érysipélateuses aux deux jambes.

15 *févr*. — Morte avec des plaques érysipélateuses persistantes et de l'œdème de la face.

OBSERVATION II. — Layes Philomène, 26 mois, salle Saint-Ferdinand, numéro 1. Vaccinée comme sa sœur le 21 janvier, avec le même vaccin. L'érysipèle a débuté le 25 janvier aux deux bras, au niveau des points d'inoculation. Les piqûres n'ont donné lieu qu'à de la fausse vaccine.

28 janv. — La rougeur et le gonflement ont diminué. Pas de ganglions. Petites croûtes au niveau des pustules abortives. Fièvre modérée. État général assez bon.

29 janv. — Retour de l'appétit. Les plaques érysipélateuses ont disparu, et la fièvre est tombée.

30 janv. — Fièvre assez vive ; petite toux grasse ; yeux larmoyants ; éruption rubéoliforme sur la face. C'était une rougeole intercurrente, qui suivit sa marche naturelle et se termina favorablement.

Dans ces deux observations, la présence du sang dans la lymphe vaccinale est expressément notée.

Les observations de Dœppe et de Sinnhold sont muettes sur ce point, de sorte que les documents cliniques, suffisants pour nous démontrer la virulence des liquides inoculés, sont trop rares pour nous permettre de localiser l'élément infectieux dans un de ces liquides.

Voyons ce que nous apprend à ce sujet la médecine expérimentale.

C'est en Allemagne surtout que la question a été étudiée.

Dès que Hueter eut démontré la nature parasitaire de l'affection et trouvé des microbes dans les plaques érysipélateuses, les expériences se multiplièrent.

Ponfick réussit souvent à tuer des lapins en leur inoculant les liquides provenant de phlyctènes d'érysipèle. Dans un travail inséré en 1873 dans les archives de Klebs, le docteur Orth, de Bonn, prétend être arrivé aux mêmes résultats, et avoir constamment obtenu des signes locaux analogues à ceux de l'érysipèle ; rougeur nettement limitée sur les bords, avec œdème, phlyctènes et quelquefois même des abcès. Les symptômes généraux ont consisté surtout en variations thermométriques.

L'auteur conclut en reconnaissant à la sérosité des phlyctènes érysipélateuses des propriétés spécifiques.

Il faut reconnaître que le résultat des dernières recherches microscopiques de Fehleisen et de Koch sur le microbe de l'érysipèle semble concorder avec ces expériences.

Fehleisen considère dans la peau atteinte trois zones
concentriques. Dans la premiére, zone périphérique, qui
comprend la partie voisine du bourrelet, et intacte macroscopiquement, on trouve les espaces lymphatiques remplis
de micrococcus en voie de multiplication. Dans la seconde,
qui correspond au bourrelet, on trouve les signes d'une
inflammation des tissus ; entre les amas de microbes, se
trouvent une foule de cellules migratrices qui enveloppent
les micrococcus, et les absorbent même. Dans la troisième
zone, qui correspond à la plaque proprement dite, les
micrococcus ont disparu, et l'on ne voit plus qu'une infiltration de petites cellules.

L'auteur conclut de ces observations que l'érysipèle est
provoqué par la présence d'un micrococcus spécifique dans
les lymphatiques de la peau et du tissu cellulaire sous-
cutané : il est heureux de voir ses conclusions confirmées
par un travail de Koch sur le microbe de l'érysipèle.

Avec cette infiltration des micrococcus dans les mailles
et les espaces lymphatiques du derme, on comprend les
résultats obtenus par Orth et par Ponfick avec le liquide
des phlyctènes érysipélateuses, et on a de sérieuses probabilités pour admettre que la sérosité de la pustule vacci-
cinale peut puiser dans ce milieu des éléments infectieux.

Quant au sang provenant d'une plaque érysipélateuse,
on a également quelques raisons pour admettre sa virulence. On cite souvent le cas rapporté par Nepveu d'un

barbier qui contamina un de ses clients avec le rasoir dont il venait de se servir pour raser un érysipélateux. Le même auteur a fait des recherches sur l'élément infectieux de l'érysipèle, et il l'a trouvé dans le sang, ainsi d'ailleurs que Fehleisen.

Mais où les deux auteurs diffèrent, c'est sur la délimitation de la zone infectieuse. Pour Nepveu, en effet, on rencontre le microbe dans le torrent circulatoire, même en des endroits très éloignés de la plaque érysipélateuse, tandis que pour Fehleisen, le sang est dépourvu de micrococcus, à moins qu'il ne provienne d'une partie du tégument affecté.

En présence de ces deux résultats contradictoires, nous ne pouvons conclure. La sérosité et le sang paraissent infectieux, puisés sur la plaque érysipélateuse. Cette virulence se généralise-t-elle dans ces liquides, et persiste-t-elle loin des points affectés ? Y aurait-il, en un mot, danger à inoculer à un individu sain du sang ou de la lymphe vaccinale recueillis sur le bras d'un malade atteint d'érysipèle de la jambe ?

Le fait est peu probable, mais on manque d'expériences qui permettent de le nier absolument.

CONSIDÉRATIONS GÉNÉRALES

M. Viennois, dans un passage de son célèbre mémoire sur la syphilis vaccinale, s'exprime en ces termes :

« Que peut-on trouver avec la lancette dans la pustule vaccinale ? Deux sortes de liquides :

« 1° Le liquide vaccinal ;

« 2° Si la lancette va plus loin que la poche renfermant le virus vaccin, elle amène un liquide étranger à la pustule, le sang ; or le sang des syphilitiques est contagieux, malgré les dénégations de Hunter et de M. Ricord. En douterait-on ? Mais nous n'avons, pour le prouver, que l'embarras du choix. La syphilis est une maladie virulente. Le sang est contagieux dans toutes les maladies virulentes, dans la morve, la rage, la clavelée, la variole, la rougeole, la peste, la dyphtérite. »

Ces prémisses posées, le reste de l'argumentation se devine. Un fait négatif est difficile à prouver, et les témoignages qui affirmaient l'absence absolue du sang dans les tubes vaccinaux contaminés laissaient les adeptes de la théorie hématique incrédules. En vain le docteur Hübner certifiait, dans une lettre écrite à ce propos, qu'il s'était servi d'un vaccin absolument limpide, on arrivait par le raisonnement à conclure à une illusion de sa part. D'autres allaient plus loin, insinuant dans les cas de ce genre que l'examen microscopique du liquide n'avait pas été fait, et que quelques globules rouges avaient bien pu s'y glisser en contrebande.

Qu'y a-t-il de vrai dans cette affirmation de la virulence du sang dans les maladies infectieuses ?

Ici, il faut bien spécifier. Oui, sans doute, le sang est virulent, si par cette proposition on entend qu'il contient le parasite pathogénique. Mais ce que nous avons en outre à examiner, au point de vue des contaminations vaccinales, c'est la quantité de sang nécessaire pour constituer une dose active, c'est la question de savoir si l'inoculation de ce liquide *à la lancette*, dans les mêmes conditions et les mêmes proportions que l'inoculation du vaccin, est généralement suivie d'infection.

La question ainsi posée doit être résolue négativement pour la plupart des maladies virulentes. Elles sont, en effet, fort rares, les affections comme le charbon, où le microbe pullule dans le torrent circulatoire. Dans la plupart, l'élément infectieux s'y rencontre, mais il n'y prolifère pas.

Pour la clavelée par exemple, qui est pourtant une maladie aiguë, M. Chauveau a plusieurs fois tenté de transmettre le virus par l'inoculation du sang à la lancette, et toujours sans succès. Mais augmente-t-on la dose, les

choses se passent autrement; et l'injection hypodermique d'un centimètre cube est le plus souvent suivie de
phénomènes infectieux.

Pour la morve aiguë, les expériences ont donné des
résultats analogues.

Pour la rage, les faits sont encore plus démonstratifs.
Hertwig affirme bien que le sang est virulent, mais il ne
dit pas à quelle dose ni à quelles conditions, et il ne cite pas
d'expériences. Par contre, Breschet, Magendie, Dupuytren
n'ont rien obtenu, ni par l'inoculation, ni par l'injection
directe du sang dans les veines. Renault n'a pas été plus
heureux « et par la transfusion du sang de deux chiens
sains, et par l'inoculation aux animaux sains du sang arté-
riel et veineux recueilli par piqûres sur des chiens en-
ragés [1] ».

Enfin, tout récemment, Doléris est venu confirmer encore
ces résultats [2]: « Dans deux cas, dit cet auteur, j'ai usé de
toutes les précautions nécessaires pour conserver du sang
veineux de chien enragé à l'abri de l'action de l'air, et à
une température moyenne de 25°, et l'inoculation de quantités relativement considérables de ce liquide (un centimètre cube) pratiquée douze heures après à un cobaye et à
un lapin, a été négative. »

Dans les maladies virulentes chroniques, la pauvreté du
sang en microbes est tout aussi frappante.

A propos de la morve chronique, nous avons dit comment
les expériences positives rapportées par M. Viennois
avaient trait à des injections de sang morveux dans les
veines; nous avons vu que dans notre observation n° 1, il

[1] *Recueil de médecine vétérinaire*, 1852.
[2] Doléris, article *rage* du *Dictionnaire Jaccoud*.

n'y avait pas eu contamination, malgré la teinte hématique de la lymphe vaccinale, et que, dans notre expérience n° 3, l'inoculation du sang à la lancette a été négative. Nous rappelons enfin que dans toutes les tentatives semblables qu'il a faites, M. Chauveau n'a pas été plus heureux, et qu'il lui a toujours fallu avoir recours à la transfusion pour obtenir un résultat.

Les assertions de M. Viennois, que nous citions au commencement de ce chapitre, manquent donc d'exactitude, et par là se trouve ruiné un des plus sérieux arguments de la théorie hématique.

Mais depuis cette époque, une nouvelle affection a pris place dans le cadre des maladies infectieuses : c'est la tuberculose. En est-il pour elle, au point de vue de la virulence du sang, autrement que pour la rage, la morve, la clavelée, la syphilis?

Les expériences faites par M. Toussaint, et présentées par M. Bouley en 1880 à l'Académie des sciences, sembleraient le faire craindre. M. Toussaint aurait réussi, par l'injection de quelques gouttes de sang pris sur une truie tuberculeuse, à transmettre à un porcelet de deux mois une tuberculose généralisée, avec tubercule local, infection ganglionnaire, et granulations grises des poumons, des plèvres, du foie, de la rate et de l'épiploon.

Dans une seconde expérience, M. Toussaint a soumis à l'action d'une presse de cuisine un muscle provenant d'une vache phtisique, et a injecté sous la peau d'un porc de cinq mois deux centimètres cubes de ce liquide ainsi exprimé. L'opération aurait été suivie d'une tuberculose généralisée.

Nous ferons remarquer qu'il s'agit là de l'injection d'une

quantité relativement considérable de liquide, et qu'on ne parle plus de sang inoculé à la lancette. En outre, dans ses expériences avec le jus de viande crue ou cuite, avec la salive et l'urine d'animaux tuberculeux, le professeur de Toulouse sacrifie ses animaux très tard, ce qui, comme nous le faisions remarquer plus haut, laisse le temps à une foule d'éléments étrangers de venir troubler les conditions de l'expérience.

Cette question de la virulence du sang dans la tuberculose a d'ailleurs été récemment reprise par M. Galtier, professeur à l'Ecole vétérinaire de Lyon. Onze inoculations furent faites avec le sang, et quinze avec du jus extrait des muscles d'animaux tuberculeux. Sur ces trente-deux expériences, quatre seulement donnèrent un résultat positif.

Enfin, dans nos inoculations de vaccin tuberculeux, nous avons plusieurs fois noté la présence du sang dans le liquide injecté, sans qu'il en soit jamais résulté un seul cas d'infection.

Nous pouvons donc admettre que les microbes sont rares dans le sang des tuberculeux et que, comme dans la plupart des maladies virulentes, il faut injecter une quantité relativement considérable de ce liquide pour être sûr d'introduire en même temps l'élément infectieux.

Ce que nous disons du sang doit s'étendre en général aux liquides de sécrétion qui en dérivent.

Pour le lait, les expériences se sont faites surtout en Allemagne, et elles parurent d'abord devoir donner des résultats positifs. Gerlach, en 1869, rendit tuberculeux deux veaux, deux porcs, un mouton et deux lapins, en leur faisant prendre, de 21 à 50 jours, du lait de vache pommelière. A l'autopsie, on trouva en général des masses caséeuses dans le mésentère et les ganglions mésentériques, et des granulations tuberculeuses dans la plèvre, le poumon et les ganglions bronchiques [1].

Klebs fit, dans le même sens, des expériences dont les résultats furent très variables [2]. Cependant, en 1876, au congrès de Dusseldorf, on votait presque sans discussion la proposition suivante : « le lait cru pouvant être le véhicule de germes morbides, et spécialement de la pommelière, doit toujours être bouilli avant d'être livré à la consommation. »

La décision à peine prise, les faits contradictoires apparaissent et se multiplient. Plusieurs auteurs comme Grunther, remarquent que leurs animaux inoculés expérimentalement nourrissent leurs petits sans leur communiquer la tuberculose. Des tentatives de tuberculisation par l'absorption des viandes et du lait sont reprises par Moeller, par Roloff, et donnent toutes des résultats négatifs.

En 1875, Schreiber fit paraître un travail sur la question [3]. Sur 18 lapins et 3 cobayes, nourris avec du lait cru ou cuit de vache pommelière, il n'observa aucun cas de tuberculisation. Dans ses conclusions, il déconseille néanmoins le lait de vache tuberculeuse, mais il y voit simplement les inconvénients nutritifs communs au lait de toutes les nourrices cachectiques, sans craindre d'infection spécifique.

C'est dans ce sens d'ailleurs que s'exprimait M. le

[1] Gerlach, *Virchow's Archiv.*, 1870.
[2] Klebs, *Arch. für Experim.*, *Pathol.*, 1873.
[3] Schreiber. — Kœnigsberg, Diss. inaug., 1875.

professeur Chauveau, dans une communication adressée,
pour sa thèse d'agrégation, à M. Spillmann.

« M. Chauveau, dit M. Spillmann, n'a pas fait, que
nous sachions, d'expériences à ce sujet, mais il ne pense
pas que l'alimentation avec le lait de vache pommelière,
provenant d'une mamelle saine, puisse donner la tuberculose ; l'infection pour lui ne peut se faire que s'il existe
des ulcérations du pis ou des dégénérescences tuberculeuses de la glande mammaire. Quant à la viande de
boucherie, il est porté à croire que la viande proprement
dite, sans adjonction de ganglions infectés, n'est pas
douée de propriétés nocives bien sérieuses. Du reste, dans
d'autres maladies virulentes, les agents de la virulence
sont aussi en général peu nombreux en dehors des lésions
qui constituent les fabriques du virus. »

Cette dernière phrase contient en puissance toutes les
conclusions de notre thèse.

Oui, dans les maladies infectieuses, le microbe est en
général rare en dehors des lésions. Sans doute, dans les
affections virulentes chroniques à longue évolution et à
manifestations intermittentes, l'organisme, une fois envahi,
reste pays conquis, et, pour assurer la diathèse, c'est
peut-être bien en partie dans le sang que l'élément infectieux laisse garnison. Sans doute même pour ceux qui ne
sont pas de cet avis, et qui cantonnent le microbe dans
de petites lésions expectantes, où la graine diathésique
attend le signal de la généralisation, il est impossible de
nier que le torrent circulatoire ne soit au moins, pour
l'agent virulent, un lieu de passage, sinon de résidence.
Mais ce n'est pas là qu'il se livre à ces proliférations
subites auxquelles correspondent des états pathologiques

et des signes cliniques qui font dire que la maladie se
réveille. Chaque microbe a, pour opérer sa multiplication,
des milieux de développement qu'il affectionne : le poumon dans la tuberculose, la peau dans la syphilis, etc.
C'est là, c'est dans ces colonies que nous appelons lésions,
comparables à des ballons de culture subitement ense-
mencés avec les rares éléments virulents qui restaient
dans l'organisme, qu'on trouve des liquides sûrement ino-
culables, et dont chaque goutte est infectieuse.

C'est là aussi qu'on doit probablement plonger la lan
cette dans les cas de contaminations vaccinales.

Dans la pustule de Jenner, en effet, on ne peut pas
seulement rencontrer, comme le prétendait M. Viennois,
de la sérosité vaccinale et du sang ; on peut y recueillir
aussi le liquide d'une lésion spécifique provoquée par irri -
tation locale, la sécrétion d'une syphilide on d'une ulce
ration morveuse par exemple.

Nous diviserons donc, au point de vue de notre sujet,
les maladies infectieuses en deux catégories : celles qui
ont des manifestations cutanées, capables de se dissimu-
ler sous la pustule vaccinale, et celles qui n'en ont pas.

Les premières, comme la syphilis et la morve, offrent
des dangers réels de contamination vaccinale.

Les autres, comme la tuberculose, en présentent très
peu.

TABLE DES MATIÈRES

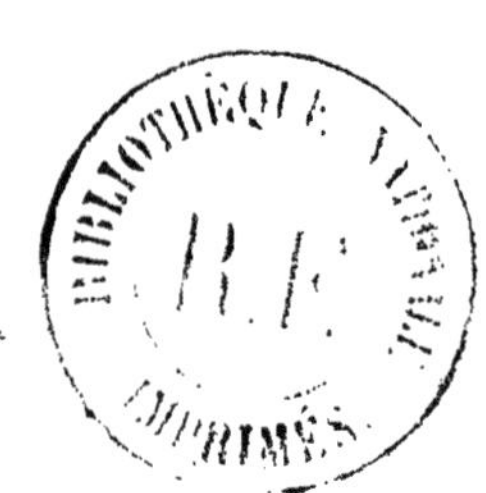